DISSERTATION

SUR LES AVANTAGES

DE L'ALLAITEMENT

DES ENFANS

PAR LEURS MÈRES.

DISSERTATION

SUR LES AVANTAGES

DE L'ALLAITEMENT DES ENFANS PAR LEURS MÈRES;

OUVRAGE qui a été couronné par la Faculté de Médecine de Paris, dans sa Séance publique, le 9 décembre 1779.

Par M. LANDAIS, *Docteur en Médecine, aux Essarts en bas Poitou.*

Vir & uxor liberos communiter procreant, non item communiter educant, sed in eis propria sunt hujus & illius adjumenta: *alere matrum est*, erudire patrum.

Liber Œconom. cap. 7.

A GENÈVE;

& se trouve

A PARIS,

Chez MÉQUIGNON l'aîné, Libraire, rue des Cordeliers, vis-à-vis l'Eglise de S. Côme.

M. DCC. LXXXI.

A MONSIEUR

ANTOINE PETIT,

Docteur-Régent de la Faculté de Médecine de Paris, Professeur Royal, &c. des Académies des Sciences de Paris, de Stockolm, &c. &c.

MONSIEUR,

LA reconnoiſſance eſt pour un cœur ſenſible le plus preſſant des beſoins. En vous dédiant ce foibe Eſſai, je ne fais que m'acquitter d'une partie de mes obligations, & je vous rends, Monſieur, ce qui vous appartient. C'eſt à votre école que j'ai puiſé ce que peut contenir de vrai l'Ouvrage que j'offre au Public ſous les auſpices d'une Faculté célèbre, dont vous êtes un illuſtre Membre. Il eſt le fruit de vos leçons; je vous en dois l'hommage. Vous avez la bonté de l'accepter: ce nouveau bienfait ajouteroit à ma gratitude, ſi elle étoit encore ſuſceptible de s'accroître.

Je ſuis avec des ſentimens éternels de dévouement, d'attachement, de vénération & de reſpect,

MONSIEUR,

Votre très-humble & très-obéiſſant ſerviteur,
LANDAIS, D. M.

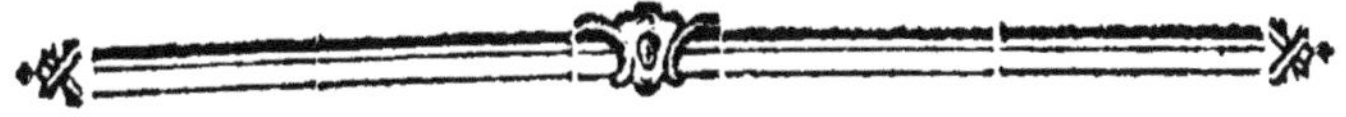

AVANT-PROPOS.

. . . . *Nec tam*
Turpe fuit vinci, quam contendiſſe decorum eſt.
OVID. Metamorph.

Je marche dans un ſentier déja battu. De grands hommes l'ont parcouru avant moi. Des Médecins, des Philoſophes (1) ſe ſont élevés avec force, avec courage contre l'abus des nourrices mercenaires. Mille écrits retentiſſent de l'utilité & des avantages ſans nombre de l'allaitement

(1) Jean-Jacques Rouſſeau a contribué ſans doute, & contribué pour beaucoup à accréditer & étendre la pratique de l'allaitement des enfans par leurs mères; mais ce n'eſt point lui qui, ſur cette bonne doctrine, a planté le premier l'arbre de la vérité. Des Médecins avoient ſenti & annoncé les avantages de l'allaitement maternel long-temps avant que Rouſſeau eût écrit; & M. Antoine Petit enſeignoit à Paris, ou plutôt démontroit d'une manière bien intéreſſante toute la bonté de cette méthode, qui dès-lors commençoit à prendre faveur; enſorte que, guidées par les conſeils de ce ſavant Médecin, & par ceux de ſes Elèves, déja un grand nombre de femmes, tant à Paris qu'en Province, nourriſſoient leurs enfans au moment que l'*Emile* parut. Je pourrois dire la même choſe avec la même vérité des autres parties de l'éducation *phyſique* des enfans: des Médecins avoient diſcuté & approfondi ces matières, long-temps avant que Jean-Jacques en eût parlé.

des enfans par leurs mères. Il ſemble qu'on a dit tout ce qu'on pouvoit dire des ſuites funeſtes & des inconvéniens d'une pratique contraire. N'importe, peut-être on n'a pas tout dit ; & ſi on a tout dit, on ne l'a pas dit aſſez. Il eſt des vérités qu'il faut répéter ſouvent : pour les faire goûter, pour les faire ſentir, il faut les dire pendant des ſiècles, il faut les dire tous les jours. J'oſe élever ma foible voix : puiſſe-t-elle ſe faire entendre ! puiſſé-je contribuer pour quelque part à la réforme d'un abus rempli d'inconvéniens & de maux réels !

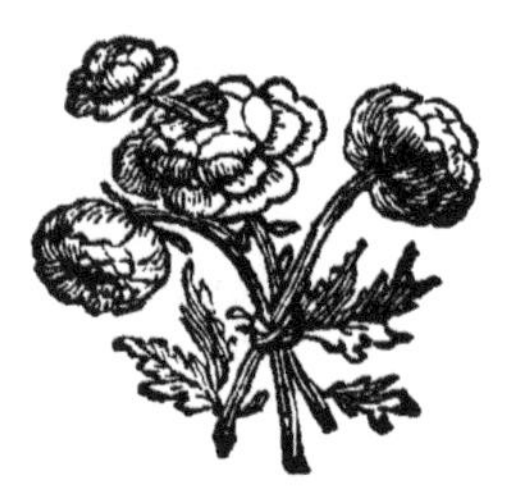

DISSERTATION

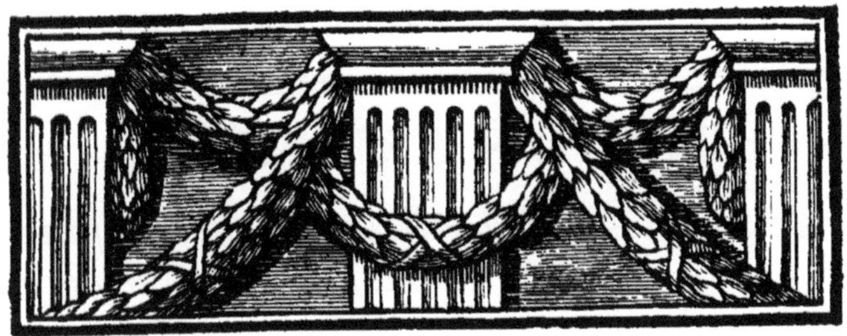

DISSERTATION

SUR LES AVANTAGES DE L'ALLAITEMENT DES ENFANS PAR LEURS MÈRES.

QUESTION:

Quels sont, dans l'ordre physique, moral & politique, les avantages de l'Allaitement des Enfans par leurs Mères ?

Je réponds : ils sont en grand nombre.

Ils sont en grand nombre dans l'ordre physique.
Ils sont en grand nombre dans l'ordre moral.
Ils sont en grand nombre dans l'ordre politique.

Ils sont en grand nombre dans ces trois ordres, relativement aux mères & relativement aux enfans.

SECTION PREMIÈRE.

LES avantages de l'Allaitement des Enfans par leurs Mères, sont en grand nombre dans l'ordre physique.

La nature prévoyante & sage ne fait rien en vain ; elle prend soin de ses ouvrages les moins importans ; elle fait conduire ses opérations à leurs fins, par les moyens les plus propres pour y arriver ; elle impose à tous les êtres ses lois immuables : s'y soumettre avec docilité, c'est remplir sa destination ; s'en écarter & les enfreindre, c'est renverser l'ordre, c'est sortir de sa place, c'est manquer son but.

Destinée par l'Auteur des choses à porter son enfant dans son sein, la femme est faite pour lui donner son lait à sa naissance. C'est là sa tâche ; c'est un devoir de son sexe, de son état ; c'est une de ses premières obligations. Sa qualité de mère lui impose la nécessité d'en remplir les fonctions. Elles sont saintes, ces fonctions, elles sont sacrées. Ce n'est point impunément qu'elle s'en dispense : sa peine est toute prête ; le châtiment est à côté de l'infraction : mille dangers, mille maux sont la suite de sa désobéissance.

. . . . . . *Injustâ pœnas à matre reposcit Natura.*

Plus fidèles à la voix de la nature, les animaux en remplissent le vœu constamment. Toutes les femelles des vivipares allaitent leurs petits ; toutes leur donnent les marques les moins équivoques de leur amour, de leur tendresse maternelle. Ce n'eſt plus pour elles qu'elles vivent; elles s'oublient pour ne ſonger qu'au fruit qu'elles viennent de mettre au jour. Un nouveau ſentiment les anime; elles ſemblent prendre une exiſtence nouvelle : tous leurs ſens, toutes leurs facultés acquièrent en ce moment une activité, une force, une énergie juſqu'alors inconnues : rien ne peut les arrêter; elles affrontent les plus grands dangers, elles bravent tout, elles ſe précipitent, elles expirent plutôt que de ſe voir ſéparer de leur tendre progéniture. Pas une ne refuſe d'en prendre ſoin; toutes ont la force de nourrir leurs petits, comme elles ont eu celle de les porter dans leur ſein. La femme ſeule ſeroit-elle exceptée de cette règle?

L'allaitement eſt une ſuite naturelle de la couche; il entre dans l'économie de la ſanté; il fait partie des fonctions du corps de l'accouchée. Il y a entre les ſeins & la matrice des rapports, des connexions intimes; ils s'annoncent clairement au moment de la puberté, mais c'eſt ſurtout pendant la groſſeſſe qu'ils ſe montrent avec évidence. A peine une femme a-t-elle conçu, que déja les véſicules mammaires ſe dilatent, ſe gonflent, ſe rempliſſent de lymphe laiteuſe : elles s'eſſaient, elles ſe diſpoſent, elles ſe préparent à recevoir le lait après l'accouchement. Les mêmes ſucs qui ſe portoient à la matrice pendant la groſſeſſe, pour fournir aux beſoins du fœtus, refluent vers les mamelles, & s'y dépoſent dès que la femme eſt accouchée. Dans l'économie des corps animés, tout eſt prévu, tout eſt préparé : toutes les parties ont entre elles des liaiſons, des rapports prochains ou éloignés : tout agit enſemble & de concert, tout tend au même terme, au même but; tout conſpire pour la même fin, la conſervation de l'individu : *Confluxio una, conſpiratio una, conſentientia omnia.* Les vaiſſeaux de la matrice, qui s'implantoient, qui s'abouchoient au placenta pendant la groſſeſſe, pour y verſer les ſucs néceſſaires à la ſubſiſtance & à l'accroiſſement du fœtus; ces vaiſſeaux ſe contractent, ſe rétreciſſent, ſe bouchent après l'accouchement. Ils ſe vident alors, ils expriment dans la cavité de l'*utérus* les liqueurs qu'ils contenoient; & c'eſt l'écoulement extérieur de ces liqueurs qui conſtitue les lochies. Elles ſont abondantes d'abord, parce que les bouches des vaiſſeaux utérins, encore béantes, les verſent à flot, & n'oppoſent aucun obſtacle à leur iſſue. Bientôt elles diminuent, parce que le calibre des vaiſſeaux rétrecis ne ſe prête plus à leur paſſage. Forcés d'une part de ſéjourner, de s'arrêter dans leurs vaiſſeaux, qui ne leur permettent que peu ou point d'iſſue du côté de la matrice, & d'une autre, ne trouvant plus d'abord dans ces mêmes vaiſſeaux rétrecis, & n'admettant plus rien dans leurs cavités, les ſucs utérins ſont obligés de refluer, de rétrograder, de rentrer dans le torrent de la circulation. C'eſt alors que tout ſeroit dans le déſordre & dans le trouble, ſi la nature infiniment ſage n'avoit ſu préparer des magaſins, des entrepôts pour l'admiſſion de ces ſucs errans & étrangers. Les mamelles ſont toutes prêtes; elles offrent au ſang de vaſtes cavités; elles le débarraſſent de la matière laiteuſe; elles s'en rempliſſent, bientôt elles-mêmes elles en regorgent; c'eſt ce qu'on voit peu après l'accouchement. Les ſeins ſe gonflent, s'enflent, &

laiſſent échapper par leurs bouts le lait qui ſurabonde. C'eſt là l'iſſue naturelle par où il doit s'écouler : toute autre voie lui eſt étrangère, incommode, pénible, difficile. La ſuccion eſt néceſſaire alors, elle eſt indiſpenſable. Si l'accouchée eſt tetée par ſon enfant, tout ſera dans l'ordre, tout ira pour le mieux. Le lait ſera pompé des mamelles au fur & meſure qu'il s'y ſéparera, qu'il y ſera verſé par les vaiſſeaux (1) deſtinés à cet emploi ; & la lactation établie, l'équilibre ſe remettra entre les humeurs ; toutes les fonctions s'exécuteront ſans trouble, ſans déſordre, avec égalité.

Déja la mère nourrice eſt guérie de ſa couche ; elle n'a éprouvé aucun accident ; elle ſe ſent forte, alègre, pleine d'appétit & de bonne diſpoſition. Sa ſanté reprend une nouvelle vigueur ; la fraîcheur de ſon teint annonce le bien-être dont elle jouit. Ne craignez pas que la durée de l'allaitement l'épuiſe : mille nourrices vous diront ; *Jamais je ne me porte ſi bien que quand je nourris ; je ne mange pas, je dévore.* En effet, le beſoin toujours renaiſſant de réparer les pertes que lui font éprouver la ſécrétion abondante & l'excrétion du lait, entretient chez la nourrice un appétit continuel ; le bon appétit eſt ſuivi de bonnes digeſtions ; les bonnes digeſtions fourniſſent un bon chyle, un chyle bien élaboré, & le bon chyle donne des ſucs nourriciers de bonne qualité, qui, répartis à toutes les parties, forment

(1) Les artères mammaires, le lait n'étant qu'un pur chyle mêlé intimement au ſang, circulant avec lui, & s'en ſéparant par voie de ſécrétion dans les membranes des véſicules mammaires.

l'embonpoint, la fraîcheur, la belle carnation, indices certains de la bonne ſanté.

C'eſt un effet conſtant dans l'économie animale, que les humeurs ſe portent de préférence vers les organes qui entretiennent une excrétion quelconque abondante ou habituelle. Cette excrétion, quand elle eſt modérée, devient une évacuation ſalutaire par où la nature ſe débarraſſe des ſucs ſuperflus, qui tôt ou tard ne manqueroient pas d'occaſionner des pléthores, des ſurcharges, & de porter dans les fonctions le trouble & le dérangement. Les menſtrues, cet écoulement périodique dont les retours réglés & conſtans aſſurent aux femmes la vie & la ſanté, & dont la ſuppreſſion les menace de tant de dangers, les menſtrues manquent aux nourrices, du moins durant la plus grande partie de la lactation. Elles leurs manquent, parce que le ſang ſurabondant qui les produit, ſe jette du côté des mamelles, & fournit à la ſécrétion du lait. Les règles ſont dues à la pléthore univerſelle & locale; & dans le temps de l'allaitement, il ne s'amaſſe pas dans le corps aſſez de ſucs, aſſez de ſang pour remplir les vaiſſeaux & les ſurcharger: les règles doivent donc diſparoître & manquer. Auſſi il eſt rare que les nourrices ſoient réglées: c'eſt donc une incommodité de moins qu'elles ont à ſupporter. Quoique dans les perſonnes du ſexe, bien conſtituées, cette évacuation ſe faſſe ſans dérangement ſenſible de leur ſanté, le plus grand nombre néanmoins éprouve, pendant la menſtruation ou à ſon approche, une ſorte de mal-aiſe, une gêne, &c.; & c'eſt toujours, au moins pour le plus grand nombre, un temps de précautions & de réſerve. Il eſt rare qu'on voie les nourrices attaquées de ces maladies qui reconnoiſſent pour cauſe la pléthore, les ſtaſes, les engorgemens. Je le dis hardiment, & l'expérience le prouve aſſez; en général les nourrices ſont moins malades, moins expoſées aux maladies que les autres femmes. Je vais plus loin, on a vu des femmes valétudinaires, ſujettes à des incommodités, à des maux de différens genres, ſe rétablir, ſe refaire après leur couche & pendant l'allaitement; leur tempérament reprenoit de la vigueur & des forces nouvelles. Un autre avantage de l'allaitement, c'eſt que les nourrices conçoivent moins ſouvent. Leurs groſſeſſes ſont plus rares. La groſſeſſe eſt moins une maladie, qu'un effet, un état naturel; mais ſa fréquence expoſe les femmes à des dangers. Elles courent plus ſouvent le riſque des couches & des accidens qui peuvent en être la ſuite: accidens, comme nous le verrons bientôt, qui ne ſont que trop communs chez les femmes qui étouffent leur lait, & qui ſe diſpenſent de nourrir. On voit des femmes fécondes qui n'ont pas le temps de ſe remettre d'une groſſeſſe à l'autre: elles ne ſont pas encore guéries de leur couche, & déja elles ont conçu. Ces groſſeſſes trop multipliées, trop rapprochées, uſent les organes, fatiguent, jettent dans l'épuiſement, & font vieillir avant le temps. Je vois tous les jours de jeunes filles fraîches, graſſes, pleines d'embonpoint & de ſanté, ſe marier, devenir mères; & après quatre à cinq groſſeſſes ſuivies, maigrir, dépérir, perdre leur belle humeur, devenir maladives, infirmes, & regretter leur ſanté pour toujours. Nos villageoiſes au contraire, qui nourriſſent leurs enfans, ont des couches plus rares, ont plus de force à ſupporter leurs groſſeſſes moins fréquentes ; à peine s'en apperçoivent-elles. A voir leurs occupations habituelles, leurs travaux, leur gaieté, vous ne diriez pas qu'elles ſont enceintes : tranquilles ſur leur ſort, elles attendent le temps de leur délivrance avec cette ſécurité, cette confiance que donne l'inſtinct de la nature bien ordonnée, & qu'inſpire toujours le ſentiment de la ſanté & d'un bon tempérament. Auſſi parviennent-elles ſans danger à cette époque, ſouvent ſi fatale aux femmes de nos villes, je veux dire au terme de la ceſſation des menſtrues. Elles ceſſent d'être fécondes comme elles ont eu la faculté de devenir mères, ſans peine, ſans incommodités, ſans maladie. Elles ont obéi dans tous les temps à la voix de la nature ; la nature les récompenſe de leur docilité, en leur aſſurant une ſanté ferme, conſtante & durable. Rien de plus rare que de voir dans nos campagnes des femmes ſujettes aux fleurs-blanches, aux pertes utérines, aux deſcentes du vagin & de la matrice, & à toutes les autres infirmités de ces organes, ſi communes dans les villes, & particulièrement chez les femmes qui ſe diſpenſent de nourrir leurs enfans. Je ne m'avance point trop ; il eſt certain, & j'en fais tous les jours la remarque, que les maladies qui ſont affectées & particulières au ſexe, ſont en général bien moins communes parmi nos villageoiſes, que chez les femmes des villes & celles même des campagnes, que la fortune a favoriſées d'une certaine aiſance, & qui, par cela même, s'éloignent davantage de la ſimple nature. L'allaitement eſt donc en même temps une ſource féconde de biens réels, & une exemption sûre de maux certains & inévitables quand on le néglige.

Autant la nouvelle accouchée se trouve bien en donnant au nouveau-né le lait qui lui est destiné, autant elle s'expose & court de dangers en étouffant ce lait, en le forçant de rebrousser, de se replier sur lui-même, de refluer dans les mêmes voies qui le conduisent & le portent aux mamelles. C'est pour lors que véritablement tout est dans le désordre & dans le trouble; que l'harmonie des fonctions préparées par la nature, se trouve brusquement dérangée, détruite. Cet attentat sur l'ordre naturel, en supposant même le succès le plus complet, ne sauroit être sans inconvéniens. Tôt ou tard la suppression du lait produira des maladies, & déja la mère ingrate & marâtre subit la peine de son injustice. Le lait augmentant à chaque instant, s'accumule dans les mamelles; il les engorge, les gonfle, les distend avec douleur & les enflamme. Il s'y épaissit; il s'oppose à l'abord de celui qui vient après; il le repousse; il le force de rétrograder, de refluer dans les vaisseaux sanguins, d'y rester sans y être séparé, d'errer dans les voies de la circulation. C'est pour lors que cette humeur étrangère dans le sang, occasionne une pléthore laiteuse; qu'elle se devoie & se fait de fausses routes; qu'elle trouble, gêne, dérange l'économie de toutes les fonctions; qu'elle anime le mouvement intestin, produit un orgasme dans tout le systême vasculeux, & y excite la fièvre qu'on appelle pour cela *fièvre de lait*, quelquefois si redoutable & si souvent accompagnée de symptômes graves & alarmans: fièvre néanmoins salutaire, puisqu'elle n'est qu'un effort de la nature qui déploie toute ſon activité & tout ce qu'elle a d'énergie pour ſe débarraſſer de ſon ennemi, & chaſſer loin d'elle une humeur étrangère, ſouvent dépravée & toujours nuiſible, puiſqu'elle ſert plus que tous autres moyens à diſſiper le lait, à l'évacuer par la tranſpiration & les ſueurs. Il faut néceſſairement que le lait dévoyé ſe prépare des émonctoires nouveaux, qu'il s'échappe par des iſſues qui ne lui ſont pas naturelles. Ses couloirs légitimes ſont bouchés, & ſon reflux dans les routes de la circulation excite tout-à-coup une révolution inattendue, & à laquelle la nature n'a point pourvu. Nul organe n'eſt deſtiné à ſuppléer aux fonctions des mamelles ; elles n'ont aucune voie de correſpondance directe qui puiſſe les remplacer ; elles deviennent après l'accouchement le centre d'action où toutes les parties ſont entraînées ; elles donnent le ton à tout le ſyſtême organique : tout s'emploie, tout ſe prête à favoriſer leur ouvrage. Les rapports que nous avons dit exiſter entre les ſeins & la matrice, ne ſont point corélatifs, enſorte que ces organes puiſſent avoir des effets ſuccédanés, & ſe ſuppléer l'un & l'autre. L'utérus, après l'accouchement, a rempli ſa tâche : il renvoie l'opération aux mamelles qui en reſtent ſeules chargées. La matrice, alors fatiguée, excédée, a beſoin de repos, & elle ne peut avoir d'action que pour ſe refaire, pour reprendre ſon premier état ; & de réaction que pour contribuer pour ſa part, de concert avec les autres organes, à la ſécrétion du lait dans les mamelles. Qu'arrive-t-il, ſi celles-ci ſe refuſent à cet emploi ? Forcée de pomper, d'abſorber une partie de la matière laiteuſe errante & dévoyée, la matrice recommence un nouveau travail ; travail pénible, travail difficile, auquel elle se refuse autant qu'elle peut. L'humeur laiteuse se porte à la matrice, & y est dérivée, parce que les vaisseaux de cet organe, encore ouverts, offrent au lait qui y aborde une issue plus facile, une moindre résistance ; mais ces vaisseaux déja relâchés, affaissés, rétrecis, se gonflent de nouveau, se dilatent, se rouvrent avec effort, & les lochies plus épaisses, plus abondantes, recommencent ou continuent de couler. Ce nouveau travail ne se fait point sans douleur pour l'accouchée : les tranchées vives, les coliques, les spasmes, les convulsions, en sont souvent l'effet ou la suite. Les vaisseaux utérins, trop long-temps, trop fortement dilatés, trop long-temps irrités, trop long-temps ouverts & béans, s'enflamment, se corrodent, s'ulcèrent, tombent dans l'atonie, &c. De là tous les désordres, tous les maux de la matrice ; obstructions, ulcères, sarcômes, squirrhes, descentes, pertes de toute espèce, &c. &c. C'est vraiment aux femmes indociles à la voix de la nature, que l'on peut appliquer ce que Démocrite écrivoit au sage de Cos : *Uterus sexcentarum ærumnarum in mulieribus causa.*

Les accidens que prépare à la matrice l'absorption forcée de la matière laiteuse, ne sont pas les seuls à craindre, & les ravages du lait étouffé ne se bornent pas à ce viscère. Chassé des mamelles, &, pour ainsi dire, répercuté vers l'intérieur du corps, le lait alors emporté tumultueusement dans le torrent de la circulation, se jette indistinctement sur toutes les parties, suivant qu'elles lui opposent plus ou moins d'obstacle, & forme ce qu'on appelle *lait répandu*, ou dépôts laiteux. S'il se porte à la tête, il y produit des céphalalgies cruelles & insupportables, que l'on a vu amener, par leur durée & leur vivacité, la cécité, la surdité. On a vu des femmes perdre leur raison & devenir folles par des dépôts laiteux formés dans l'intérieur du cerveau ; on en a vu périr d'apoplexie par la même cause. Si le lait se cantonne dans les intestins, il y cause des coliques très-vives, très-opiniâtres, accompagnées quelquefois de diarrhées violentes, de fièvres aiguës, & des symptômes les plus graves. Quelquefois il se dépose dans la substance de la matrice elle-même, & y produit l'inflammation, accident redoutable, que la mort suit souvent de près. Si le lait étouffé épargne les viscères & l'intérieur du corps, il se porte souvent à l'extérieur & se jette sur différentes parties. Il n'est point de Praticien qui n'ait eu occasion de voir plus d'une fois de ces sortes de dépôts survenir à divers endroits de l'habitude du corps, & se terminer par des abcès très-longs & très-rebelles. J'en ai vu survenir aux cuisses, aux genoux, aux aisselles, &c. ; mais les mamelles si disposées aux engorgemens, sont le plus souvent le siège de ces tumeurs laiteuses, que l'on voit presque toujours y dégénérer en suppurations abondantes, se convertir en squirrhes, & quelquefois en cancers. En un mot, le lait étouffé peut produire tous les accidens d'une humeur quelconque retenue ou répercutée, & il occasionne tous les jours les désordres des plus funestes métastases. Souvent ces désordres ne sont pas subits, & ils ne donnent pas toujours naissance à des dérangemens brusques & sensibles :

ils agiſſent quelquefois ſourdement & d'une façon plus cachée. L'humeur laiteuſe dévoyée, en ſe mêlant avec la lymphe & les différentes liqueurs du corps, les altère, les déprave, les dénature, leur imprime un caractère délétère, & une diathèſe vicieuſe & capable d'amener peu à peu & de longue main la deſtruction particulière de l'organe qui filtre l'humeur affectée, & de ſuite la ruine de la machine entière. Combien de maladies chroniques, rebelles, opiniâtres, quelquefois incurables, ne reconnoiſſent point d'autre cauſe !

Il eſt vrai que les accidens que nous venons d'énoncer n'arrivent pas toujours ; qu'il eſt des femmes heureuſement conſtituées qui échappent à tous ces maux, & que pluſieurs, mères de douze enfans qu'elles n'ont point allaités, jouiſſent d'une très-bonne ſanté. Mais ces femmes heureuſes, ſi bien favoriſées de la nature, ſont en petit nombre : elles ont échappé à bien des dangers, & il étoit de leur prudence de les éviter. D'ailleurs, elles ſe ſont toujours préparées des déſagrémens; elles ſe ſont expoſées à multiplier leurs groſſeſſes ; elles en ont reſſenti les incommodités, les ennuis ; elles ont couru les riſques des accouchemens fréquens; &, après leurs couches, elles ont eſſuyé tous les déſagrémens, toutes les gênes, tout l'aſſujettiſſement de la pratique d'étouffer leur lait. Heureuſes, ſi cette bonne conſtitution dont elles s'applaudiſſent encore n'a point été altérée, affoiblie dans quelques-uns de ſes principes; & ſi, dans un âge plus avancé, elles ne verront point éclore des maux dont elles portent le germe caché, & auxquels leurs couches ſeules ont donné naiſſance ! C'eſt ſur-tout à la ſuite de ces couches répétées, que les maux affectés à la matrice paroiſſent & ſe déploient. Cet organe, trop ſouvent excité, ébranlé, ſecoué, trop long-temps ſoumis aux effets preſque continus des groſſeſſes & de leurs ſuites, perd à la fin ſon reſſort, ſon ton, ſon extenſibilité. Ses fibres trop long-temps abreuvées, tiraillées, ſollicitées, changent leurs dimenſions; leur texture primitive ſe détruit à la longue; elles deviennent incapables de vibrations, d'oſcillations réglées; leurs interſtices ſe rempliſſent de ſucs qui les pénètrent & les altèrent dans leur ſubſtance, & leur conſtitution ſe trouve totalement changée. De-là les couches pénibles, les avortemens, les vapeurs, les engorgemens, les obſtructions, les *fungus*, les tumeurs de toute eſpèce, les ulcérations, les humidités, les hernies, les dérangemens dans la menſtruation, & tous les déſordres qui paroiſſent ſouvent à la ceſſation des règles, époque fatale au ſexe.

Mais, dira-t-on, cette jeune femme eſt délicate, ſon tempérament n'eſt pas encore formé; elle n'eſt pas parvenue encore à ſon accroiſſement : ſi elle nourrit, elle s'épuiſera; elle ne ſauroit y tenir. Je réponds que, puiſqu'elle a eu aſſez de force pour concevoir, pour fournir pendant neuf mois la ſubſiſtance à ſon fruit, elle en aura aſſez encore pour nourrir ſon enfant après ſa naiſſance, pour lui donner ſon lait. Le coup eſt porté; les organes, encore foibles & délicats de cette jeune perſonne, ont reçu pendant la groſſeſſe les modifications, les diſpoſitions néceſſaires pour la formation du lait & ſa ſécrétion dans les mamelles; ils ont acquis tout ce qu'il leur falloit pour l'exercice de cette fonction : la troubler & l'interrompre, c'est leur donner une secousse en sens contraire, c'est les exposer à un changement brusque & soudain, c'est heurter de front la nature, c'est lui préparer une révolution subite & pleine de dangers ; révolution d'autant plus à craindre, que chez cette jeune femme les organes tendres, frêles & délicats, auront moins de force, moins d'aptitude à la soutenir & à lui résister. D'un autre côté, cette jeune femme, en s'exemptant la peine de l'allaitement, se met dans le cas de devenir grosse une seconde fois, peut-être même avant d'être bien remise de sa première couche. Voilà donc encore ce tempérament qui n'est pas formé, le voilà aux prises avec toutes les incommodités d'une grossesse pénible & laborieuse : je dis pénible, parce qu'il est rare qu'une jeune personne, mariée de trop bonne heure, &, pour ainsi dire, avant le temps, puisse avoir une grossesse heureuse & exempte de dangers. Les mêmes sucs nourriciers destinés à fournir à l'accroissement du corps & à l'entretien de la vie de cette jeune femme à peine pubère, & qui n'est pas formée, forcés de se répartir & de se partager entre elle & l'enfant qu'elle porte dans son sein, ces sucs ne seront plus suffisans, ils manqueront ; & cette diminution, cette disette de sucs nécessaires à la mère & à l'enfant, ne pourra qu'être au grand détriment de tous les deux. D'ailleurs des fibres trop grêles, trop ténues, trop peu consistantes, seront trop sensibles, trop vibratiles, trop faciles à émouvoir, à agacer, & conséquemment trop susceptibles de toutes les impressions d'une grossesse précoce. Il en sera de même d'une femme plus avancée en âge, mais d'une complexion foible, débile, valétudinaire, malade. Si elle devient mère, ce ne sera pas l'allaitement qui l'épuisera, ce seront ses grossesses ; &, le mal fait, elle aura moins de risques à courir en allaitant son enfant, que si elle étouffe son lait. » On peut assurer, dit un savant Médecin (1) » de la capitale, que de toutes les excrétions, » c'est celle du lait qui affoiblit le moins. Cette » humeur préparée sans dépense, presque point » animalisée, peut être répandue, même en très-» grande quantité, sans que le corps s'en res-» sente aucunement ; & cela est sur-tout vrai » pendant la première année qui se passe après » l'accouchement. Lorsque le lait devient vieux, » il est plus lymphatique, moins propre aux en-» fans nouveaux-nés : son excrétion est plus » forcée, & par conséquent plus sensible dans » la machine. » Nous l'avons déja dit, & nous en avons donné les raisons, tous les jours on voit des femmes foibles & délicates se fortifier, reprendre de l'embonpoint & de la santé en nourrissant leurs enfans. Je connois de jeunes personnes qui se sont mariées de très-bonne heure, &, pour ainsi dire, encore dans l'enfance : elles sont restées maigres, fluettes, & ont conservé après leur mariage un air de délicatesse & de foiblesse ; enfin, elles sont devenues mères, elles ont nourri leurs enfans, & pendant l'allaitement elles ont pris de la fraîcheur, de la vigueur & de la force. Ces exemples sont communs parmi nos paysanes. Mais,

(1) M. Malouin, Encyclopédie, art. *Mariage*.

répliquera

répliquera cette jeune dame, j'ai besoin de tout mon sommeil ; s'il est interrompu, je suis malade : je suis d'ailleurs si sensible, que je ne saurois voir ni sentir les ordures d'un enfant, sans en être affectée. Comment font, lui répondrai-je, toutes les nourrices ? Elles ne se plaignent point, l'insomnie ne les fatigue point, elles n'en sont point dérangées. Le sommeil & la veille tiennent beaucoup de l'habitude ; on s'accoutume bientôt à se réveiller plusieurs fois dans la nuit, & à se rendormir le moment d'après. Ces petits inconvéniens sont nuls quand on a la santé ; & l'allaitement l'entretient & la procure. D'ailleurs, un enfant qui se porte bien, est peu incommode la nuit ; la plupart du temps il la passe toute entière sans s'éveiller. Quant aux autres contre-temps, aux dégoûts qu'occasionnent les mal-propretés des enfans, aux soins continuels qu'ils exigent, &c. la tendresse maternelle fait passer par-dessus tout cela ; on ne s'en apperçoit pas. On s'attache à son nourrisson par les peines mêmes qu'il donne, & les soins qu'on lui rend. Une autre considération qui retient les jeunes femmes & les empêche de nourrir, c'est le soin de leur beauté : elles craignent de perdre leurs appas ; & c'est précisément l'allaitement qui les conserve. Il donne le coloris & la fraîcheur du teint ; & si le sein se déforme, se flétrit, se fane, ce n'est que par les topiques dont on le couvre, & toutes les manœuvres qu'on emploie pour détourner le lait & l'empêcher d'y aborder. Le dirai je ? la succion en elle-même est une source de plaisirs avoués de toutes les nourrices.

Il reste donc pour certain qu'il y a tout à gagner

pour les femmes honnêtes & senſibles qui ont le courage d'être mères ; & que celles qui dédaignent cette qualité, ou qui tremblent de ſe ſoumettre aux peines & aux privations apparentes que ſemble d'abord impoſer cet état ſi doux, ont beaucoup à perdre, &, dans le fait, encourent les plus grands dangers. Mais le mal qui réſulte de cette infraction des lois de la nature, ne ſe borne pas à la mère : il ne ſeroit que juſte qu'elle ſubît la peine qu'elle s'eſt attirée elle-même ; l'innocent enfant qu'elle vient de mettre au jour en ſouffre également. Injuſte marâtre ! ne ſerez-vous point comptable de tous les maux auxquels vous allez l'expoſer ? Savez-vous ce que va devenir ce malheureux que vous déſavouez, que vous rejetez, que vous abandonnez à des mains avides & mercenaires ? Les brutes, guidées par le ſeul inſtinct, affrontent mille morts ; elles expirent plutôt que de ſe voir enlever leurs petits ; & vous, vous n'avez plus d'entrailles pour le fils qui vient de faire votre joie ! A peine eſt-il né, que vous l'éloignez, vous le reléguez loin de vous, vous ſemblez le repouſſer & craindre de le voir ! Vous oubliez que c'eſt un autre vous-même ; que cet enfant que vous traitez avec tant de dureté, eſt un compoſé de votre propre ſubſtance ; que c'eſt votre ſang qui circule dans ſes veines ; que tous vos organes ont contribué à lui donner l'être ; & que vous ſeule pouvez encore avec avantage lui conſerver le ſouffle de vie qu'il a puiſé dans votre ſein. C'eſt le lait qui monte à vos mamelles après l'accouchement, qui doit être la nourriture excluſive de votre enfant ; ce ſont vos ſoins maternels qui ſeuls peuvent lui être profitables.

Tout autre aliment ne peut que lui nuire ; & jamais la tendresse que vous lui refusez, ne sera suppléée par l'affection d'une nourrice vénale, & des complaisances achetées.

La dépendance mutuelle qui existe pendant la grossesse entre la mère & le fœtus, a lieu encore après l'accouchement. Leurs rapports, quoique moins intimes, s'accroissent alors en quelque sorte, & se multiplient. L'enfant naissant ne peut se passer de l'assistance de sa mère, & la mère a besoin de son enfant. Ils sont utiles & nécessaires l'un à l'autre. La nouvelle accouchée a besoin d'être débarrassée de l'humeur laiteuse qui se sépare avec abondance dans ses seins, & c'est de son évacuation réglée & successive que va dépendre l'harmonie de toutes ses fonctions, & l'économie de sa santé. Le nouveau-né est tout prêt pour cet office ; & du service qu'il rend à sa mère, dépend aussi son avantage & son bien-être particuliers. C'est ainsi que la bonne nature prévoit tout, combine tout, arrange tout pour la conservation & le bonheur commun de tous les êtres : *Natura consultrix est, & provida utilitatum opportunitatumque omnium.*

Accoutumé à une nourriture déterminée, l'enfant naissant ne peut, sans danger de sa vie & de sa santé, passer brusquement à une nourriture différente. Au moment qu'il voit le jour, une révolution subite se fait sentir dans tout son être : le nouveau fluide qui l'environne & qui s'introduit dans ses poumons, lui fait éprouver des sensations neuves & inaccoutumées ; tout ce qui l'entoure fait sur lui des impressions insolites, vives & sensibles : il se fait une secousse universelle dans toutes les parties de son corps ; & sa conſtitution, encore frêle & débile, en eſt fortement ébranlée. Que ſera-ce dans ce moment de criſe, ſi on ſubſtitue une nourriture étrangère à celle qui lui eſt préparée par la nature ; à celle qui a avec ſes humeurs & ſes organes une identité originelle, une ſimilitude de principes, une analogie certaine & décidée ? C'eſt alors que véritablement on expoſe le nouveau-né à ſuccomber à tant d'efforts. Ce n'eſt que par des nuances inſenſibles & des progrès lents, qu'il acquiert la faculté de ſe prêter ſans riſque aux changemens que ſubiſſent ſucceſſivement les ſucs dont il ſe nourrit.

La nourriture du fœtus nageant dans les eaux de l'amnios, change de qualité au moment qu'il voit le jour. Le premier lait qui ſe porte aux mamelles après l'accouchement, eſt plus épais que celui qui ſe ſéparoit dans le placenta ; mais il a encore moins de ſolidité & de conſiſtance qu'il n'en prendra de jour en jour. Rien ne s'opère dans la nature d'une manière bruſque & ſubite : par-tout elle offre des développemens ménagés, des variations douces & ſucceſſives, des nuances & des gradations fines & imperceptibles. Le nouveau lait eſt tout-à-fait ſéreux ; c'eſt un purgatif préparé pour entraîner les reſtes du *méconium* épaiſſi dans les inteſtins du nouveau-né. Son eſtomac n'a pas beſoin de leſt, il a beſoin d'être évacué. Le *coloſtrum* eſt deſtiné pour cela : de plus, comme l'a remarqué un célèbre Accoucheur (1), « il prépare par ſa fineſſe les » veines lactées à recevoir dans la ſuite une » nourriture plus épaiſſe ; il agace toutes les

(1) M. Puzos.

» parties ſolides ; & les oblige, par une eſpèce » d'irritation, à ſe contracter, & à mieux faire » marcher la liqueur graſſe qui commence à les » parcourir. » Peu à peu le lait prend de la conſiſtance, & fournit un aliment plus ſolide à l'enfant devenu plus fort pour le digérer. Ce n'eſt point ſans raiſon que la nature change la conſiſtance du lait, ſelon l'âge du nourriſſon. Qu'arrive-t-il ſi on lui fait prendre d'abord le lait d'une nourrice étrangère ? On renverſe l'ordre établi ſagement par la nature ; on confond les temps ; on ſubſtitue un lait épais & trop conſiſtant, au lait ténu & encore dépourvu de principes nourriciers, qui peut ſeul lui convenir ; on force des organes foibles & délicats à un travail au-deſſus de leurs forces. L'eſtomac du nouveau-né, ſurchargé d'une nourriture trop abondante & trop ſucculente, ne digère qu'imparfaitement, digère mal. Ce lait mal digéré, conſtipe, cauſe des coliques, épaiſſit le ſang & les humeurs qui s'en ſéparent, produit des engorgemens dans le foie & les autres viſcères, rend la lymphe épaiſſe & gluante, occaſionne des obſtructions dans les glandes lymphatiques, vicie l'humeur ſébacée, deſſèche & maigrit l'enfant, s'oppoſe à ſon accroiſſement, & porte le déſordre & le trouble dans ſon organiſation naiſſante. Ce ſera bien pis encore ſi le lait ſe trouve de mauvaiſe qualité : par-tout il imprimera le ſceau de ſon intempérie. Si l'acide y domine, il ne produira qu'un chyle aigri, qui irritera l'eſtomac & les inteſtins, cauſera des tranchées & des dévoiemens, la fièvre, & tous les maux qui ſont la ſuite de l'aceſence des humeurs. S'il eſt âcre, bilieux, ſalé, alkalin, il donnera à l'enfant des coliques, des flux de ventre bilieux ; il lui causera des démangeaisons, des éruptions, des dartres ; il le fera tomber en chartre, il le desséchera, il le fera périr peu à peu. Hélas ! combien de fois des enfans bien constitués à leur naissance, pleins de force, de vie, de bonne disposition, maigrissent, dépérissent, *se chèment*, se consument, perdent leur bon tempérament, & prennent pour toujours une complexion foible & maladive, par les mauvais soins, & plus encore par les mauvaises qualités du lait de leurs nourrices ! Quelque bonnes qu'on les suppose, quelque bien choisies qu'elles puissent être, jamais elles ne dédommageront un enfant du tort manifeste que lui fait sa mère en refusant de l'allaiter. Pour qu'une nourrice pût suppléer la mère avec avantage pour le nourrisson, il seroit nécessaire qu'il y eût entre eux une parfaite analogie ; & rien de plus rare que de rencontrer une nourrice parfaitement analogue au nourrisson qu'on lui confie. Pour que cette heureuse conformité pût se trouver dans tous les points, il faudroit, ce qu'il est impossible de rencontrer jamais, que la nourrice ressemblât exactement à la mère de l'enfant, & qu'elle se trouvât précisément dans des circonstances égales : il faudroit qu'elle eût même tempérament, même caractère ; qu'elle fût animée des mêmes passions ; que l'âge, le genre de vie, le régime, le terme de l'accouchement, que tout, en un mot, se trouvât entre elles parfaitement semblable. Alors il seroit indifférent pour l'enfant qu'il fût allaité par sa mère ou par une nourrice de cette sorte. Mais il n'arrive jamais que ce concours de circonstances si desirables se présente à-la-fois : heureux, si les plus eſſentielles ſe rencontroient toujours ! La difficulté de trouver une bonne nourrice au moral & au phyſique, devroit être pour les mères une raiſon plus que ſuffiſante de les proſcrire à jamais. Preſque toujours leur lait péche en qualité ou en quantité, & jamais il ne ſe trouve approprié aux premiers beſoins du nouveau-né. Il eſt rare de tomber à des nourrices nouvellement accouchées ; & ce n'eſt guère qu'après avoir allaité pendant dix à douze mois, qu'elles ſe préſentent pour donner leurs ſoins à un nouveau nourriſſon. Or, un lait de douze mois ne peut plus convenir à un enfant naiſſant ; plus il ſera vieux, moins il aura les qualités requiſes ; &, bien loin de les acquérir, il les perdra de plus en plus chaque jour. C'eſt une erreur de croire qu'un nouveau nourriſſon renouvelle le lait des nourrices : cette opinion n'eſt fondée ſur aucune eſpèce de raiſon ; & je ne conçois pas comment une nourrice oſe ſe charger d'allaiter trois à quatre enfans de ſuite ; je conçois encore moins comment des pères & mères ont la foibleſſe de les lui confier. Néceſſairement des nourrices dans ce cas-là manquent de lait, & elles ne peuvent y ſuppléer que par des alimens étrangers, ſouvent très-nuiſibles aux enfans. Le plus commun de ces alimens, c'eſt la bouillie, & une bouillie très-épaiſſe. On ne ſauroit croire juſqu'à quel point s'étend l'empire des préjugés : l'uſage de la bouillie préparée ſans choix, ſans précautions, ſubſiſte & prévaut malgré tout ce que les Médecins ne ceſſent de dire journellement contre ſes abus & ſes dangers. La raiſon n'a point de force contre l'habitude : je vois tous les jours donner de la bouillie aux enfans dès leurs premiers mois, dès leurs premières ſemaines, & des mères s'applaudir de ce qu'ils la mangent bien. Les repréſentations les plus juſtes ne les touchent point ; & tout ce qu'elles ont à vous répondre, c'eſt qu'*elles en ont bien mangé dans leur enfance, & qu'elles ne s'en portent pas plus mal.* On ne veut pas voir que la bouillie, de quelque eſpèce qu'elle ſoit, toujours lourde, viſqueuſe, indigeſte, n'eſt propre qu'à donner aux enfans des maladies très-graves. C'eſt une vraie colle qu'ils ne digèrent point ; elle s'aigrit dans leur eſtomac, elle le tapiſſe de glaires, elle engorge les vaiſſeaux lactés, elle obſtrue les glandes du méſentère, elle conſtipe les enfans, elle les fait tomber dans la bouffiſſure, dans l'œdème ; elle leur donne le carreau, des coliques violentes, des convulſions, &c. Les autres moyens que l'on emploie pour ſuppléer au défaut du lait, ont auſſi leurs inconvéniens ; on en trouve par-tout quand on ſort de la nature. Au reſte, le défaut de lait dans les nourrices, de quelque cauſe qu'il provienne, eſt toujours infiniment préjudiciable aux enfans ; & il leur occaſionne une foule de maux. Ceux qui ont la force de le ſoutenir, n'atteignent jamais à la grandeur à laquelle ils devoient naturellement parvenir ; mais ils reſtent petits, « parce que, dit le célèbre » Aſtruc, le défaut de nourriture a deſſéché & » durci trop tôt toutes les parties, & leur a ôté » toute l'extenſibilité néceſſaire pour l'accroiſ- » ſement. » Qu'on examine les enfans des villes, & qu'on les compare ſans partialité avec ceux des campagnes ; on verra de quel côté eſt l'avantage pour la bonne mine, la taille, la corpulence & la force. Certainement une des cauſes qui influent le plus ſur cette bonne conſtitution des derniers, c'eſt d'avoir été allaités par leurs mères.

Je ne crains point de l'avancer : le lait de la mère, eût-il quelque mauvaiſe qualité, ſera encore moins nuiſible à l'enfant que le lait d'une nourrice étrangère. J'ai vu cent fois, & toujours j'en ai été attendri, des femmes du peuple dans la dernière pauvreté, manquant du premier néceſſaire, tenir dans leurs bras des enfans nus, profitant, ayant de la fraîcheur, & ne ſe reſſentant preſque point de la miſère de leurs mères. Que l'on donne à de pareilles nourrices des enfans étrangers, quelque ſains, quelque forts qu'ils ſoient en venant au monde, bientôt ils ſe déferont, ils périront, ils viendront *à rien.* L'exemple journalier d'enfans confiés à des nourrices, & jouiſſant malgré cela d'une bonne ſanté, n'a point de force pour infirmer ou détruire ce que j'avance, que le lait de la mère, même moins bon en ſoi, ſera encore plus profitable à l'enfant qu'un autre lait, fût-il intrinsèquement meilleur : la raiſon en eſt, que le lait maternel a une analogie étroite, une analogie de ſubſtance avec le corps de l'enfant ; analogie qui l'emporte ſur la qualité vicieuſe qu'il peut avoir à quelques égards, qui en triomphe, & qui la rend nulle ou preſque nulle par l'habitude que les organes de l'enfant ont priſe de l'élaborer, de l'aſſimiler, de s'en nourrir & de ſe l'approprier. Sans doute ſi la mère manque abſolument de lait, ou ſi ſes mamelles n'en filtrent qu'un eſſentiellement mauvais & infecté de miaſmes deſtructeurs, ſans doute une bonne nourrice, ſaine & bien portante lui ſera préférable ; mais, en général, le meilleur lait que puiſſe teter un nourriſſon, c'eſt, ſans contredit, celui de ſa mère, fût-elle moins bonne nourrice qu'une autre femme dont on pourroit faire choix. L'enfant alors ſouffre moins des mauvaiſes qualités du lait de ſa mère, reſtreintes dans de certaines bornes, que du dommage que lui fait toujours le changement d'un lait étranger, auquel ſes organes ne ſont point faits. Un enfant allaité par une bonne nourrice, qui prend une bonne conſtitution, qui par la ſuite parvient à une haute ſtature, & acquiert un certain degré de forces muſculaires ; cet enfant auroit encore été plus loin, ſi, toutes choſes égales, il eût ſucé le lait de ſa mère. C'eſt une vérité avouée généralement de tous les Médecins & de tous les Philoſophes, reconnue par les anciens & par les modernes, que les enfans nourris par leurs mères ſont plus forts, plus vigoureux, mieux proportionnés, & ont un meilleur tempérament.

Mais ces avantages, quelque frappans qu'ils ſoient, ne ſont pas dûs au phyſique ſeul ; le moral y influe pour une grande part. L'enfant naiſſant a autant beſoin des ſoins de ſa mère que de ſa mamelle. Eſt-ce d'une nourrice à gages que l'on peut attendre cette attention, cette vigilance, cette tendre ſollicitude ſi néceſſaire à la foibleſſe de l'enfance, & dont une mère ſeule eſt capable ? C'eſt s'abuſer & ſe faire une illuſion bien groſſière, que de croire qu'une nourrice vulgaire, que le ſeul appât du gain anime & fait agir, prendra pour ſon nourriſſon une affection aſſez tendre pour veiller avec inquiétude à tous ſes beſoins. Qu'il ſouffre, qu'il ſoit mal à ſon aiſe, peu lui importe : pourvu qu'elle ſe ſoit miſe à l'abri des reproches, c'eſt aſſez; elle a rempli ſa tâche. Je ne finirois point ſi je voulois détailler ici tous les malheurs que la négligence & l'inſenſibilité des nourrices pour leurs nourriſſons occaſionnent chaque jour à ces infortunés. J'en ai été mille fois le témoin; &, s'il falloit décider cette queſtion, ſavoir lequel des deux nuit le plus aux enfans, ou la privation du lait maternel, ou les mauvais ſoins de leurs nourrices, j'héſiterois; & peut-être à la fin je me déciderois à conclure que l'ignorance des nourrices, leur mauvaiſe foi, leur groſſiéreté, leur inſenſibilité à leurs devoirs, leur indifférence & leur dureté pour leurs nourriſſons, leur font encore plus de mal, plus de tort, que le lait qu'elles leur préſentent.

De deux choſes l'une: « ou la nourrice qui s'offre » eſt nouvellement accouchée, ou, ce qui eſt » le plus commun, ſon lait eſt déja vieux; dans » le premier cas, peut-on ſe flatter qu'une » femme qui ſévre ſon propre enfant par inté- » rêt, & qui par-là l'expoſe à périr, aura quel- » que pitié d'un enfant étranger? Elle com- » mence par être mauvaiſe mère, comment ſe- » roit-elle bonne nourrice? Dans le ſecond » cas, ſi la nourrice a allaité ſon enfant aſſez » long-temps, ſon lait eſt trop vieux; il ne » ſauroit être propre au nouveau-né; il man- » quera: la nourrice ſera expoſée à devenir en- » ceinte, &c. &c. » L'alternative m'a toujours paru concluante & déciſive.

Une nourrice occupée du tracas de ſon ménage, & ſouvent des travaux du dehors, donnera-t-elle bien à téter à ſon nourriſſon auſſi ſouvent qu'il en aura beſoin; & ce lait échauffé, exalté par la fatigue & le travail, lui sera-t-il bien profitable ? Sera-t-elle exacte à lui changer ses langes, & ne le laissera-t-elle point croupir dans ses ordures ? Sera-t-elle attentive à le promener & à lui faire respirer le grand air ? Ne lui laissera-t-elle point perdre ses forces dans une inaction forcée, dans l'immobilité & la gêne si nuisibles du maillot ? Tous les jours je vois de malheureux enfans abandonnés à la garde d'autres enfans presque aussi foibles qu'eux, se tourmenter, se dépiter jusqu'à l'arrivée de la nourrice, absente quelquefois des demi-journées entières. C'est dans ces circonstances que les enfans souffrent & sont véritablement en risque. Indépendamment de tous les maux qui peuvent être la suite de la faim, des cris continus, de l'ennui, de la colère, de l'état violent où ils se trouvent, on en a vu, & ce n'est pas une chose rare, mutilés par des animaux, par des cochons; les uns faire des chutes très-graves, se blesser, se luxer les membres; les autres se brûler, s'estropier, périr. Il faut être à portée d'observer les nourrices, il faut les avoir suivies, pour se convaincre de toute leur grossiéreté, de leurs ruses, de leurs artifices, de leur méchanceté, de leur manège, & de toutes leurs manœuvres homicides & coupables. N'a-t-on pas vu plus d'une fois d'illustres héritiers d'un grand nom, de grandes vertus, d'une grande fortune, être substitués, changés à la nourrice; & ainsi s'évanouir dans un instant les plus belles espérances des plus grandes maisons ? Grande & importante considération, qui mérite peut-être plus d'attention que l'on n'a coutume d'y en apporter.

SECTION II.

Les avantages de l'Allaitement des Enfans par leurs Mères, ſont en grand nombre dans l'ordre moral.

Il n'eſt pas bon à l'homme d'être ſeul, *væ ſoli !* il lui faut une ſociété, il lui faut une compagne de ſes peines & de ſes plaiſirs : un commerce intime & plein de confiance fait ſon bonheur. C'eſt au ſein d'un mariage bien aſſorti, c'eſt dans l'eſtime & dans la tendreſſe ſans bornes qu'il a pour ſa femme, & c'eſt dans le fonds inépuiſable de ſentimens & d'amour qu'elle lui rend, qu'il trouve & qu'il puiſe ſans ceſſe ſes plus douces ſatisfactions. La fin du mariage eſt de ſe reproduire, de ſe voir revivre dans d'autres ſoi-mêmes, d'avoir des enfans. La poſtéromanie, ce deſir vif & actif, eſt dans l'ordre de la nature : l'homme & la femme en ſont également poſſédés. Les enfans ſont autant de liens qui attachent de plus en plus les époux, & qui reſſerrent les nœuds de l'union conjugale. La qualité de père & de mère inſpire une joie ſecrette & pure, une ſorte d'amour-propre qui a ſon principe dans l'idée générale de ſe ſurvivre à ſoi-même, & de perpétuer en quelque ſorte ſon exiſtence & ſon nom. Les relations & les beſoins mutuels entre l'homme & la femme, s'accroiſſent & ſe multiplient en raiſon directe du nombre de leurs enfans. L'attachement des père & mère à leurs enfans, eſt auſſi en proportion de leur attachement entre eux : plus les époux ſont unis, plus ils aiment leurs enfans. Le ſpectacle touchant d'une famille naiſſante, eſt un aiguillon toujours agiſſant, qui réveille dans le cœur d'un père l'affection immenſe qu'il a pour ſes enfans ; & ce ſentiment ſi vif & ſi doux, il l'étend à leur mère. Il voit dans la ſujétion volontaire qu'elle s'impoſe en leur donnant ſon lait, une marque aſſurée de ſon affection pour lui. Il ſe ſouvient, en conſidérant ces enfans chéris, tendres gages de ſon amour, de tout ce qu'ils ont coûté à leur mère. Il ſe rappelle, en les voyant, & les douleurs de ſa groſſeſſe, & les dangers de ſon accouchement ; il compatit à ſes peines, il les partage, il redouble ſes attentions, ſes complaiſances ; il s'étudie à flatter une femme qui fait ſon bonheur ; il s'efforce de la dédommager par tous les moyens, des peines, des ſoins & des embarras ſans nombre qu'elle s'impoſe librement, auxquels elle ne penſe pas, & que lui ſeul fait appercevoir.

Voilà donc pour une femme un nouvel effet de l'allaitement de ſes enfans, l'eſtime, l'amitié, l'amour de ſon mari ; plus elle voit qu'il lui eſt attaché, plus elle-même elle ſent pour lui ſon affection prendre de force & s'accroître. Elle s'attache auſſi de plus en plus à ſon nourriſſon, & ſon cœur peut à peine ſuffire à ſa tendreſſe. Toute occupée de lui, toujours veillant à ſes beſoins, toutes ſes attentions, toutes ſes idées ſont pour cet enfant aimé. Elle lui fait avec gaieté le ſacrifice de ſes goûts, de ſes plaiſirs ; elle n'en a plus d'autres que de le voir, le contempler & le chérir. Que la nature eſt puiſſante ! que ſes reſſorts nous ſont encore inconnus ! Cette jeune femme, toute livrée il y a quelques mois à la diſſipation de la jeuneſſe, toute idolâtre d'elle-même & de ſa parure, s'oublie tout-à-coup, rompt avec ſes ſociétés & ſes liaiſons les plus chères; elle ſe renferme dans ſa maiſon, elle ne vit plus que pour ſon enfant qui lui tient lieu de tout. Plus aſſidue à ſon ménage, elle en connoît mieux les détails; elle met plus d'ordre dans ſes dépenſes: elle étoit prodigue il y a ſix mois, déja elle eſt devenue économe. Plus d'économie donne plus d'aiſance, & l'aiſance eſt l'ame du contentement. C'eſt avec raiſon que dans tous les temps les Philoſophes ſe ſont récriés contre l'excès du luxe & ſes effets; il eſt également la ruine des royaumes entiers, comme il l'eſt des familles particulières. Deſtructeur de toutes les vertus, en corrompant les mœurs, il avilit l'ame, & ne lui laiſſe plus d'élévation pour ce qui eſt honnête & beau. Que m'importe mon ménage & mes enfans, dit cette femme frivole, livrée à toute la vanité de ſon ſexe? Il faut que je paroiſſe & que je faſſe comme les autres. Je vois bien, dit ce mari peu ſage, que ma fortune ne ſuffit pas à mes dépenſes; je laiſſerai mes enfans ſans patrimoine: n'importe, il faut que je vive & que je tienne mon rang & mon état. Une mère de famille, attachée à ſes devoirs, les connoiſſant & ſe plaiſant à les remplir, met plus d'ordre dans ſes affaires: ſon domeſtique eſt mieux réglé, ſes dépenſes ſont plus raiſonnables & plus réfléchies. Elle aime ſes enfans; & l'amour qu'elle leur porte, eſt un amour éclairé, tendre & prévoyant, qui s'étend ſur leurs années à venir. Elle veut qu'ils ſoient heureux, qu'ils le ſoient actuellement, qu'ils le ſoient toujours. Elle prend ſur ſes goûts, ſes fantaiſies, ſes beſoins, de quoi leur laiſſer à fournir aux leurs dans tous les temps. L'accroiſſement de ſa fortune fait un de ſes deſirs les plus chers; elle ne néglige rien pour l'obtenir. Eût-elle un mari diſſipateur, elle ſait par ſes épargnes compenſer ſes prodigalités: elle fait plus, ſon exemple le ramène à l'ordre. C'eſt un fait, & l'expérience le confirme, qu'une femme économe & ſage enrichit ſa maiſon, & qu'une femme frivole & diſſipée en opère tôt ou tard la ruine: *Sapiens mulier ædificat domum ſuam: inſipiens extructam quoque manibus deſtruit* (1).

Que ſera-ce ſi, à ſon inconduite dans ſes affaires, elle joint l'inconduite dans ſes mœurs? Ce dernier mal dérive ſouvent du premier, & celui-ci eſt toujours une ſuite de l'autre. Une mère de famille ſans mœurs méconnoît tous ſes devoirs; la vertu n'a plus de charmes pour ſon cœur corrompu; ſon incontinence étouffe en elle tous les ſentimens de la nature & de l'honneur. Les noms les plus chers ne la touchent plus: mari, enfans, tout eſt indifférent pour elle; elle n'a d'ame que pour ſa paſſion; elle ſacrifie tout, elle donne tout pour la ſatisfaire. Point de mœurs, point de vertu: le déſordre règne où la vertu ne ſe trouve point; & là où eſt le déſordre, on ne ſauroit y voir le contentement & le bonheur. Une fois qu'on mépriſe la nature & qu'on ferme l'oreille à ſa voix, on ouvre la porte à tous les vices; on donne entrée à tous les déſordres. A Dieu ne plaiſe que je veuille dire que toutes les femmes qui n'allaitent pas leurs

(1) Proverbes.

enfans,

enfans, ſoient des femmes ſans vertu & ſans mœurs! je n'eus jamais cette coupable penſée; mais je dis que la pratique de ce premier devoir eſt toujours une preuve de l'honnêteté de celles qui s'y livrent, & que ſon infraction fait ſouvent une préſomption forte contre les mères qui s'y refuſent ſans raiſon. Une femme engagée dans le mariage, s'oblige à tous égards d'en remplir les obligations; & certainement une des plus ſacrées eſt de donner ſon lait à ſes enfans. Si elle s'en diſpenſe ſans raiſon, elle ceſſe d'être mère, & elle devient reſponſable de tout le tort qu'elle fait au malheureux auquel elle vient de donner le jour. Elle ne ſonge pas que cet enfant qu'elle relègue au loin, va devenir pour elle un enfant étranger; que bientôt il ne ſera plus véritablement le ſien; que les pertes continuelles de ſubſtance qu'il va faire à chaque inſtant, ſeront réparées en lui par un lait étranger qui le transformera dans un nouvel être, qui en fera un homme nouveau, qui le changera au phyſique & au moral.

L'amour paternel a ſon principe dans l'amour-propre: un père aime ſon fils, parce qu'il voit dans ce fils une partie de lui-même; parce que ce fils a avec lui une proximité étroite; parce qu'il a ſur ce fils un droit réel de propriété. C'eſt ce ſentiment de propriété qui eſt la ſource de l'amour des parens pour leurs enfans. Plus cette idée de propriété ſera ſentie, plus elle aura de force; plus auſſi l'amour qu'elle inſpire & qu'elle produit prendra d'accroiſſement & d'activité. Une mère qui allaite ſon enfant, reconnoît chaque jour de plus en plus combien il lui eſt propre, combien il lui appartient de près: elle ſent en quelque façon une portion de ſon être paſſer dans celui de ſon nourriſſon ; & c'eſt de cette communication intime que naît toute l'effuſion de ſa tendreſſe pour lui. Il ne peut pas en être de même d'une mère qui ne nourrit point ; à peine connoît-elle ſon enfant : du moment qu'il eſt né, toute relation ceſſe entre elle & lui. Le nouveau-né, abandonné aux ſoins d'autrui, devient un être à part, eſſentiellement ſéparé de ſa mère. Si la nature parle encore au cœur de cette mère injuſte, ce n'eſt plus que pour lui faire reſſentir une inquiétude ſecrette, une ſorte de privation ; & ce ſentiment qui tient du remords, bien différent de cette tendreſſe affectueuſe, & de ce doux épanchement qui enivre de joie le cœur d'une bonne mère, il s'affoiblit bientôt, il s'éteint, &, en peu de temps, une mère éloignée de ſon enfant, ne ſent plus rien pour lui ; elle en perd juſqu'à la mémoire. Cent fois j'ai ouï dire à des mères dont les enfans étoient à la nourrice : *Il me ſemble n'avoir point d'enfans ; je ne ſonge pas à eux : s'ils mouroient, j'en ſerois toute conſolée ; je ne les connois pas.* Vous ne les connoiſſez pas ! & c'eſt une mère qui tient ce langage ! O nature, eſt-ce ainſi qu'on t'outrage ? Que deviendront ces enfans méconnus ? peut-être un jour de mauvais fils, pour le tourment & la punition de leurs mauvaiſes mères. C'eſt un fait que l'expérience confirme : on ne voit point d'enfans nourris par leurs mères manquer pour elles de cet amour tendre & filial qu'ils leur doivent à tant de titres. Leur reconnoiſſance s'accroît avec le temps, & dans l'âge le plus reculé ils conſervent encore le ſouvenir le plus tendre de celle dont ils ont ſucé le lait.

Voilà donc pour les mères un autre avantage de l'allaitement de leurs enfans, un attachement tendre & durable de leur part. Mais celles qui dédaignent de les nourrir, que peuvent-elles en attendre ? Un enfant s'attache naturellement à sa nourrice : ses premières affections, ses premières caresses sont pour celle qui lui donne son lait. En vain une mère se flatte-t-elle de regagner par la suite la même force de tendresse de la part de ses enfans ; elle se trompe, elle n'y réussira pas. Les premiers mouvemens de leurs cœurs n'ont pas été pour elle ; c'est une autre qui a eu ce premier sourire si expressif, si touchant, si doux, si consolant pour le cœur d'une bonne mère, & qu'elle devoit recueillir ; que de soins, que d'attentions il lui faudra par la suite pour se concilier une amitié qu'elle a refusée d'abord ! & comment se promettre d'y réussir ? On arrache un enfant par violence & par force des bras d'une nourrice qu'il chérit ; on le force de l'oublier : on fait plus, on voudroit la lui faire haïr. On ne se fait point de peine de faire entrer le vice dans l'ame d'un innocent enfant ; on corrompt de sang-froid à leur naissance ses facultés morales ; & la première leçon qu'on lui donne, c'est une leçon d'une horrible ingratitude. On ne fait pas attention qu'en apprenant à l'enfant à ne plus se souvenir des services de sa nourrice, on l'instruit en même temps à ne pas faire plus de cas des soins & des bienfaits de sa mère. C'est ainsi qu'on gâte tout, qu'on dénature tout, qu'on donne entrée à tous les défauts, qu'on dispose l'enfant à toutes les impressions vicieuses. L'homme est bon de sa nature ; il est méchant par éducation. J'ai vu de ces enfans qu'on ramène de la nourrice à la maiſon paternelle, montrer le regret le plus amer de cette ſéparation; demeurer des jours entiers ſans prendre de nourriture, ſe lamenter, ſanglotter, demander leur nourrice à grands cris. On les flatte, on les careſſe, on les gronde, on les bruſque, on les fouette, on les expoſe à être malades réellement; on voudroit forcer ces petits êtres, pleins de ſenſibilité, à une indifférence dure: on contriſte leur ame, on la remplit d'amertume, au moment qu'elle commence à s'ouvrir au ſentiment: quelle pitié! les enfans nourris à la maiſon par leur mère, ne ſont point ſujets à tous ces inconvéniens; ils ne ſont pas contraints d'oublier leur nourrice, de la méconnoître; ils font leur bonheur de la voir toujours, & leur attachement pour elle, ils le conſervent toute leur vie dans toute ſa pureté. C'eſt une choſe certaine que les mères ont plus de tendreſſe pour les enfans qu'elles ont nourris; que réciproquement elles en ſont plus aimées, & que les enfans nourris par une même mère, conſervent plus d'attachement entre eux. Point de mères, dit un Philoſophe célèbre, point d'enfans; la conſéquence eſt néceſſaire, & c'eſt là la ſource de cette indifférence froide, & de ces déſunions ſi communes dans les familles. Les frères & les ſœurs, diſperſés, élevés ſéparément, chacun de ſon côté, ne ſe connoiſſent plus; comment pourroient-ils s'aimer? C'eſt de l'éducation domeſtique que dépend tout l'ordre moral. Que les mères ne rougiſſent plus de l'être, qu'elles daignent allaiter leurs enfans, bientôt les mœurs ſe réformeront d'elles-mêmes; la nature ſe réveillera dans tous les cœurs. Une jeune fille nourrie par ſa mère, qui lui a prodigué dans

pour l'enfant naiſſant la nourriture la plus appropriée à ſes organes ; que le livrer à une nourrice étrangère, c'étoit l'expoſer à un dépériſſement preſque certain. L'arbuſte naiſſant, deſtiné à porter de bon fruit dans le terroir qui lui eſt propre, dégénère & périt ſouvent dans un ſol étranger. L'arbuſte, c'eſt l'enfant qui naît. Il eſt un point marqué par la nature, où chaque individu peut parvenir dans le moral & dans le phyſique. Ce point eſt le ſeul bon, c'eſt le meilleur poſſible. Si on le manque, on ne ſera plus ce qu'on auroit dû être : ſi on reſte en deçà, on avorte ; ſi on paſſe outre, on eſt dans un état violent & forcé : dans l'un & l'autre cas, on eſt un monſtre, on n'eſt plus l'ouvrage de la nature. Les alimens que nous prenons influent beaucoup, & ſur le phyſique de nos corps, & ſur la trempe de notre eſprit. Les différences que l'on obſerve entre les peuples & les nations, relativement à leur forme extérieure, leur ſtature, leur force, &c. reconnoiſſent pour une des principales cauſes la différence dans leur nourriture habituelle ; mais cette cauſe agit encore avec bien plus de force ſur le caractère, les mœurs, les inclinations & tout le moral de ces différens peuples. Or, ſi cette diverſité de nourriture influe en grand d'une manière ſi marquée ſur les nations en général, certainement elle influe de même d'une façon moins ſenſible, moins apparente, mais auſſi ſûre, ſur les individus, & notamment ſur les enfans. Rien n'eſt indifférent à cet âge : la cauſe la plus légère peut opérer des effets très-grands ſur les organes frêles & délicats d'un tendre enfant. Malgré l'analogie & l'identité générale de principes qu'il y a entre le lait d'une femelle & celui d'une autre femelle de la même espèce, il est certain néanmoins qu'il existe entre ces deux laits une différence individuelle qui influera plus ou moins sur le développement des parties du nouveau-né qui tetera l'un ou l'autre, & qui lui imprimera dans le tempérament une différence plus ou moins sensible & marquée. Il importe donc pour le tout à un enfant de prendre le lait de sa mère; ses organes y sont déja accoutumés, & les premiers rudimens de l'embryon dans la matrice ont contracté un mode, une manière d'être, une impulsion particulière, une aptitude & une détermination à l'accroissement, qui exigent les mêmes sucs nutritifs, & que des sucs étrangers ne feroient que changer & détériorer. Il faut que pour son avantage & son bonheur, le nouveau-né se développe, croisse & parvienne à son entier agrandissement & au dernier terme de sa consistance, suivant cette modification première & propre qui lui a été imprimée originellement dans le sein de sa mère. C'est alors qu'il sera au physique tout ce qu'il peut, tout ce qu'il doit être; & comme les opérations de l'esprit dépendent pour beaucoup de l'organisation du corps, il est apparent que dans ce corps bien organisé, l'ame jouira pleinement de toute l'étendue de ses facultés.

Personne ne doute de l'influence que la mère a sur le tempérament de l'enfant qu'elle porte dans son sein, & par une suite nécessaire, sur toutes ses facultés morales : or, cette influence continue d'agir, & agit réellement pendant l'allaitement. L'enfant naissant est une cire molle qui retient toutes les impressions qn'on lui laisse prendre, ſa nourrice lui communique ſes paſſions, comme elle lui tranſmet ſes maladies ; c'eſt elle qui donne le premier jeu à tout le ſyſtême phyſique & moral ; c'eſt elle qui met dans le cœur de ſon nourriſſon le germe des vertus & des vices : il ſera ſobre, doux ſenſible, compatiſſant, emporté, colère, dur, intempérant, ſuivant que la nourrice aura elle-même ces qualités en général, ou qu'elle ſera ſujette à ces défauts. C'eſt de nos premières années que dépend le reſte de notre vie ; c'eſt à l'enfance que tient le bonheur ou le malheur des autres âges ; & ce temps précieux, hélas ! comme on le néglige ! On abandonne avec la plus étonnante ſécurité, la plupart du temps ſans diſcernement & ſans choix, un malheureux enfant à une nourrice étrangère qu'on ne connoît point, & qui n'a preſque jamais les qualités requiſes pour ſon état ; & ce ſont des parens qui aiment leurs enfans, qui les traitent avec cette indifférence ! Que ne les étouffent-ils à leur naiſſance ! hélas ! ſouvent ils leur feroient moins de mal.

SECTION III.

Les avantages de l'Allaitement des Enfans par leurs Mères, ſont en grand nombre dans l'ordre politique.

La population fait la force & la richeſſe des États; elle paroît être en raiſon directe de l'aiſance, de la liberté, des mœurs, de la vertu. Les nations les plus floriſſantes ont toujours été celles qui ont été gouvernées par les meilleures lois; & là où les lois ont été le plus en vigueur, là auſſi les mœurs ont été les plus auſtères. Le luxe, traînant à ſa ſuite la molleſſe, les plaiſirs, les voluptés, l'indifférence, le mépris, l'infraction de tous les devoirs; le luxe opérant la corruption des mœurs, a toujours été l'époque funeſte du dépériſſement & de la décadence des Empires. L'hiſtoire nous apprend que depuis le moment de leur plus grand luxe, les Egyptiens, les Perſes, les Grecs, les Romains, n'ont ceſſé de perdre de leur vertu & de leur puiſſance. Nul peuple ſur la terre n'eut des mœurs comme les Spartiates, & c'eſt Lacédemone qui donne à l'univers étonné le ſpectacle de l'héroïſme, de la force, de la ſageſſe, de la vertu, du bonheur. Dans les beaux ſiècles de Rome triomphante, les dames Romaines allaitoient leurs enfans, & elles donnoient des hommes à la République: Caton le Cenſeur quittoit tout pour voir ſon fils prendre le lait de ſa mère. Auguſte, maître du monde, avoit ſans ceſſe autour de lui ſes petits-fils; il leur enſeignoit les élémens des ſciences, à écrire, à nager (1), &c.; & ces enfans précieux, élevés avec tant de ſoins par un tel maître, n'avoient certainement point eu d'autre nourrice que leur mère. Quoi! diſoit Jules-Céſar à ſon retour des Gaules, eſt-ce donc que les dames Romaines n'ont plus d'enfans à nourrir ni à porter entre leurs bras? je n'y vois que des chiens & des ſinges. Ce grand homme voyoit avec douleur dans l'abandon des enfans à des nourrices mercenaires, la corruption des mœurs de ſes concitoyens. C'eſt la mort de la mère qui a donné l'idée d'une nourrice étrangère; elle ne peut avoir d'autre origine. La dépravation des mœurs, les préjugés de l'éducation, nos inſtitutions ridicules & puériles, en ont enſuite amené la mode; & tel eſt aujourd'hui l'enchaînement, telle eſt la force de nos opinions, qu'à moins d'un miracle, la philoſophie, la raiſon, l'exemple même de quelques femmes ſages & d'un bon naturel, ne réformeront point cet abus. Les femmes ne veulent plus être mères; elles rougiſſent également d'en avoir les qualités & les ſentimens.

On ſe plaint tous les jours de la dégénéreſcence de l'eſpèce humaine. Nous ſommes moins forts & moins robuſtes que nos pères; c'eſt une vérité que nous ne pouvons nous diſſimuler. Horace ſe plaignoit de ce que les hommes de ſon temps ne

---

(1) *Nepotes, & litteras, & natare, aliaque rudimenta per ſe plerumque docuit..... Neque cœnavit una, niſi ut in imo lecto adſiderent: neque iter fuit, niſi ut vehiculo anteirent aut circà adequitarent.* Sueton.

valoient point leurs ancêtres : il n'appercevoit plus dans le beau ſiècle d'Auguſte les vertus des premiers Romains. Nous ſommes plus polis, plus inſtruits, plus éclairés, plus philoſophes que nos pères. N'étoient-ils point meilleurs que nous ? Écoutons parler un Savant, & voyons le portrait qu'il en fait : « Chez les Germains, à peine l'en-
» fant étoit-il né, qu'on le portoit à la rivière la
» plus voiſine; on le lavoit dans l'eau froide;
» la mère le nourriſſoit. Quand on le ſevroit, ce
» qui ſe faiſoit un peu tard, on l'accoutumoit à
» une diète dure & ſimple; on le laiſſoit en toute
» ſaiſon aller nu parmi les beſtiaux. Quand il
» commençoit à avancer en âge, l'éducation
» continuoit toujours d'être auſtère : on le nour-
» riſſoit de fruit crus, de fromage mou, d'ani-
» maux fraîchement tués, &c; on l'exerçoit
» à ſauter nu parmi des épées & des javelots.
» Pendant tout le temps qu'il avoit paſſé à
» garder les troupeaux, une chemiſe de lin étoit
» tout ſon vêtement, & du pain bis toute ſa nour-
» riture. Ces mœurs durèrent long-temps. Char-
» lemagne faiſoit monter ſes enfans à cheval;
» ſes fils chaſſoient, & ſes filles filoient. On at-
» tendoit qu'ils euſſent le tempérament formé
» & l'eſprit mûr, avant que de les marier. Il étoit
» honteux d'avoir eu un commerce avec une
» femme avant l'âge de vingt ans. On ne peut
» s'empêcher de trouver dans la comparaiſon de
» ces mœurs & des nôtres, la différence de la
» conſtitution des hommes de ces temps & des
» hommes d'aujourd'hui. Les Germains étoient
» forts, infatigables, vaillans, robuſtes, chaſ-
» ſeurs, guerriers, &c. » Leur vie ſimple, active, exercée, plus proche de la nature, entre-

tenoit chez eux la ſanté, la vigueur & la force. Notre éducation molle, lâche, efféminée, nous affoiblit & nous énerve; nous vielliſſons avant le temps, & l'âge de la virilité n'eſt plus chez nous que celui de la foibleſſe & des maladies. La corruption des villes eſt un poiſon qui attaque l'eſpèce humaine dans ſa conſtitution, dans ſes principes, & la détruit ſourdement. Ce n'eſt plus que dans les campagnes qu'on trouve encore des hommes robuſtes, & les campagnes ſe reſſentent elles-mêmes aujourd'hui de la contagion des villes.

La réforme dans les mœurs en amènera une dans l'ordre politique; & c'eſt par les mères de famille que cette réforme doit commencer. Qu'elles allaitent leurs enfans, elles les rendront plus ſains, plus forts, plus vigoureux; elles s'aſſureront à elles-mêmes une ſanté plus conſiſtante, un tempérament plus ferme & plus robuſte. Plus attachées à leurs devoirs, elles connoîtront mieux leurs obligations & leurs vrais intérêts. Elles retiendront auprès d'elles leurs maris; elles leur inſpireront le goût des vertus privées; elles ſeront honorées, reſpectées de tous ceux qui les approcheront; elles inculqueront à leurs enfans tous les ſentimens honnêtes; elles en feront des fils tendres & ſoumis, & des citoyens zélés. Tout occupées de leur famille & des douceurs qu'elles y trouveront, leur vertu ſera un rempart impénétrable à la ſéduction. Le nombre des célibataires diminuera. Contraints de garder une pénible continence, cette foule de gens oiſifs qui nuiſent à la ſociété en l'appauvriſſant & en la corrompant, les célibataires chercheront, au ſein d'un mariage légitime, les douceurs que la débauche & l'infidélité ne pourront plus leur procurer. C'eſt une vérité reconnue & ſentie dans tous les temps, que moins le mariage eſt en honneur dans un Etat, plus il y a de corruption dans les mœurs. L'illuſtre Auteur de l'Eſprit des Lois, dit que *moins il y a de gens mariés, & moins il y a de fidélité dans les mariages; comme lorſqu'il y a plus de voleurs, il y a plus de vols.* Dans tous les temps les lois politiques, fondées ſur celles de la nature, ont encouragé le mariage. Les Romains accordoient des privilèges & des honneurs aux mariages & au nombre des enfans; ils couronnoient ceux qui avoient été mariés pluſieurs fois, & ils avoient auſſi des lois prohibitives du célibat. Lycurgue nota d'infamie les célibataires; il y avoit même une ſolemnité particulière à Lacédemone, où les femmes les produiſoient tout nus aux pieds des autels, & leur faiſoient faire à la nature une amende honorable qu'elles accompagnoient d'une correction très-ſévère. A Thèbes, la loi enjoignoit à tous indiſtinctement de ſe marier. Chez les Hébreux, l'âge de puberté pour les garçons étoit à treize ans & demi; avant ce temps, ils étoient cenſés enfans; mais au-delà de ce terme, ils étoient hommes, ſoumis aux préceptes de la loi, & en particulier à l'obligation de ſe marier. La ſtérilité ou le célibat étoit chez eux une eſpèce d'opprobre. Les célibataires étoient chez les anciens Chrétiens jugés indignes des charges de la magiſtrature. Le célibat, ſi commun aujourd'hui, fait-il l'éloge de notre ſiècle? Cette foule d'enfans abandonnés, déſavoués, *prolem ſine matre creatam*, qu'on expoſe chaque jour dans les villes, & qu'on laiſſe à la charge de l'État, le dédommagent-ils de ſes pertes réelles? Le plus grand nombre ne parvient point à l'âge adulte, & ceux qui atteignent ce terme, porte ſouvent la peine due à la débauche de leurs parens; ils reſtent valétudinaires, foibles, malades toute leur vie. Les Spartiates expoſoient auſſi leurs enfans; [ils les jetoient dans l'Apothète (1)], mais c'étoient ceux qui avoient quelque vice de conformation, & qui étoient jugés par les anciens & les magiſtrats, incapables de rendre à la patrie les ſervices qu'elle étoit dans le cas d'exiger d'eux. On ne vouloit à Lacédémone que des hommes, que des citoyens; on rejetoit tous ceux que l'on prévoyoit devoir mener une vie oiſive & inutile. C'étoit un crime contre la nation, de naître avec une complexion foible. Avec quels ſoins ils formoient le tempérament des enfans! quelle éducation ils leur donnoient! Auſſi rien de plus rare que de voir naître, parmi des hommes de cette trempe, des enfans foibles & délicats (2). Que fait à l'État qu'on lui donne beaucoup d'enfans, ſi ces enfans, dégénérés, avortés, n'apportent en naiſſant qu'un tempérament frêle & débile? Il n'a

---

(1) Fondrière au pied du Mont Tégète.

(2) On ſait le choix que les Lacédémoniens apportoient dans leurs mariages; comme ils condamnèrent à l'amende leur roi Archidamus, pour avoir épouſé une femme petite & foible : ce ne ſeront pas des Rois que vous nous donnerez, lui dirent-ils; ce ne pourra être que des roitelets.

On ſe rappelle le mot de Léonidas partant pour la défenſe du détroit des Thermopyles : N'avez-vous rien à me recommander, lui demanda ſa femme? *Rien*, lui répondit le Roi, *ſinon de te remarier à quelque brave & vaillant homme, afin d'avoir des enfans qui me reſſemblent.*

pas besoin de malades, d'infirmes; ce sont des hommes qu'il lui faut. Quand nous lisons l'histoire des anciens, ce qu'on nous dit de leur force, de leur aptitude à soutenir les fatigues, les travaux & la faim, nous paroît presque incroyable. L'éducation des premiers Romains, mâle & vigoureuse, celles des Germains nos pères, leurs exercices, &c. nous les regardons comme au-dessus des forces humaines; c'est qu'en effet nous ne sommes plus hommes. Le moyen de le devenir, c'est de réformer nos mœurs; c'est de nous défaire de nos préjugés, de nos coutumes inconséquentes, de nos usages barbares & meurtriers: il faut changer notre éducation essentiellement vicieuse. C'est à la naissance de l'enfant qu'elle commence; peut-être auroit-elle une époque antérieure. On ne peut nier que l'enfant dans le sein de sa mère ne soit susceptible de mille impressions différentes qu'il gardera toute sa vie, une fois qu'il les aura reçues, & qui decideront de son tempérament, de son caractère, de sa sensibilité, de son bonheur & de ses peines. Il importe plus qu'on ne pense aux femmes enceintes, pour le bien-être de leur fruit, de savoir se conduire & se gouverner pendant leur grossesse. Elles deviennent alors dépositaires d'une créature nouvelle: l'embryon qu'elles portent dans leur sein, est un abrégé d'elles-mêmes; c'est un germe précieux, à la conservation duquel elles doivent s'intéresser fortement, & qui exige de leur tendresse tous les soins dont elles sont capables. La femme grosse est un être particulier; c'est, comme on l'a dit, une physique à part: tout est changé chez elle, du moment qu'elle a conçu; il se fait

dans

dans l'économie de ses fonctions une révolution marquée : sa sensibilité s'accroît & s'irrite, & toutes ses passions prennent une nouvelle intensité : ce n'est plus la même femme au moral & au physique. L'usage des *six choses non naturelles* (1) ne peut lui être indifférent, & il est essentiel qu'il soit sagement réglé. Tous les Médecins conviennent des mauvais effets de l'incontinence des femmes enceintes, & combien elle peut nuire à leur fruit. Que d'avortemens, de fausses-couches n'ont point d'autre origine que la fréquence des approches ! Des Auteurs célèbres pensent qu'elle est une cause puissante de la foiblesse naturelle des enfans. L'intempérance, les veilles, la colère, & toutes les autres passions de leurs mères, ne peuvent de même que leur être infiniment nuisibles. La pédotrophie est trop négligée aujourd'hui : on ne suit qu'une routine aveugle dans la manière de nourrir les enfans à la mamelle. Les anciens en avoient senti toute l'importance : comme ils reconnoissoient une divinité tutélaire des femmes en couche, & qui prenoit soin des enfans naissans, ils en révéroient de même une seconde qui présidoit à la nourriture des enfans à la mamelle. Rumilia, déesse des tetons, nous offre une allégorie pleine de sagesse ; c'est en effet de ce point-là qu'il faut partir. Ce n'est point assez pour une mère tendre & éclairée de présenter le sein à son enfant ; il

(1) Les six choses non naturelles sont, 1°. l'air ; 2°. le boire & le manger ; 3°. le mouvement & le repos ; 4°. le sommeil & la veille ; 5°. les excrétions ; 6°. les passions de l'ame.

faut encore qu'elle ſoit inſtruite de tous les moyens de remédier aux inconvéniens qui peuvent naître de ſa part, relativement à la quantité de ſon lait & même à ſa qualité, & qu'elle ſache ſubvenir à tous les beſoins de ſon cher nourriſſon. Une nourrice à gages ne prendra point tous ces ſoins : elle s'inquiétera peu des pleurs d'un enfant ſouffrant & mal à ſon aiſe ; l'habitude de les entendre lui rendra ſes cris indifférens, elle y ſera inſenſible. Le foible enfant n'a point d'autre langage que ſes gémiſſemens ; ils ſont toujours l'expreſſion de ſes beſoins. L'enfant qui pleurt ſouffre infailliblement. La tendreſſe maternelle ſeule ſaura entendre cette langue énergique : ſa ſollicitude, ſes ſoins continuels ſauront trouver la cauſe des beſoins du tendre enfant qui implore ſes ſecours d'une façon ſi touchante.

L'uſage barbare de garrotter les enfans dans un berceau, eſt une ſource féconde de maux & d'infirmités que des nations entières, plus ſages que nous, ne connoiſſent point. La gêne, la compreſſion perpétuelle du maillot s'oppoſe néceſſairement au développement & à l'accroiſſement régulier du corps du malheureux accablé de liens & de chaînes. Ses membres ſe déforment, ſes viſcères contractent une organiſation vicieuſe ; on l'étouffe dans ſa naiſſance. S'il ſe plaint, on eſt ſourd à ſa voix, ou on le berce pour l'appaiſer : s'il redouble ſes cris, on augmente le balancement du berceau ; comme ſi le ſommeil que l'on provoque quelquefois par cette pratique très-mauvaiſe en elle-même, pouvoit détruire des effets dont la cauſe eſt toujours ſubſiſtante. On fait par là diverſion aux maux de l'enfant, on n'y remédie pas. Souvent on l'abandonne à tout son désespoir : & quelles suites peut avoir cet état violent au physique & au moral, dans un être si susceptible d'impressions & de formes ? Van Swietten a remarqué que l'immobilité des enfans embandés dans le maillot, leur engéndroit souvent le calcul des reins & de la vessie. Dans le Journal Economique, (juin 1763) il est dit que « la méthode *de* » *bercer* les enfans est absolument abusive, & » directement opposée au but que l'on se pro- » pose en la suivant. Ce balottement n'endort » les enfans que parce qu'il les étourdit. Il fati- » gue inutilement leur cerveau ; & comme les » fibres en sont extrêmement tendres, il y peut » causer les plus fâcheux effets. D'ailleurs, ce » mouvement nuit à la digestion, & empêche » qu'elle ne se fasse naturellement ; il peut même » occasionner des vomissemens à l'enfant, aigrir » ou altérer le lait qu'il a encore dans l'estomac, » & ainsi lui procurer de violentes tranchées. » Faut-il après cela s'étonner si tant d'enfans » périssent par les vers, les tranchées & les maux » de ventre ? »

C'est dans l'immortel Auteur de l'Histoire de la Nature qu'il faut lire les dangers du maillot ; c'est dans l'Emile de l'éloquent Rousseau qu'il faut voir les abus de notre éducation risible & contradictoire. Ce sont les enfans qui font des hommes, & ce sont les hommes qui donnent des bras à l'État ; mais pour que ces bras lui soient utiles & profitables, il faut qu'ils soient forts & nerveux : « Vous ne méritez rien de la patrie, dit » avec raison un Poète Romain, pour lui avoir » donné un citoyen, si par vos soins il n'est utile

» à la République dans la guerre & dans la paix, » & s'il n'eſt propre à faire valoir nos terres. »

Gratum eſt quod patriæ civem populoque dediſti,
Si facis ut patriæ ſit idoneus, utilis agris,
Utilis & bellorum & pacis rebus agendis.

Juvenal, Sat. xiv, v. 70-72.

Qu'importe en effet à la ſociété, qu'il naiſſe beaucoup d'enfans, ſi les enfans uſés & énervés apportent au monde toute l'imbécillité du tempérament de leurs pères? Incapables de remplir les emplois & les charges, ils ne ſeront plus que des citoyens inutiles, *fruges conſumere nati.* Tout occupés de leur ſanté & de leur conſervation, quelle part mettront-ils dans la meſure commune des ſervices que la ſociété exige de tous? Ils demeureront inſolvables, & leur dette ne ſera point acquittée par leur poſtérité peut-être un jour plus pauvre qu'eux. Que les mères nourriſſent leurs enfans; que l'on proſcrive les nourrices mercenaires : ce premier abus réformé, amènera néceſſairement à ſa ſuite la réforme ſucceſſive d'une infinité d'autres uſages également nuiſibles & dangereux. Les enfans ſeront mieux ſoignés; ils ſeront élevés avec plus d'intérêt : les mères plus éclairées apporteront plus de choix dans la manière de les coucher, de les vêtir, de les allaiter, & de leur donner des alimens étrangers. Plus dociles aux préceptes des Médecins, elles en ſentiront mieux l'avantage & la vérité. Elles verront croître, s'élever & profiter autour d'elles & dans leurs bras des enfans ſains & bien conſtitués, des enfans qui dans tous les temps feront leur joie, la consolation de leurs pères, l'espérance de leur famille, le soutien & la gloire de la patrie.

De l'allaitement des enfans par leurs mères, naîtra immédiatement un bien réel dans l'ordre politique, la cessation de la contagion perpétuelle d'une maladie honteuse, & peut-être d'un grand nombre d'autres. On sait à quel point les maux vénériens se multiplient & s'étendent. Combien de fois des nourrices mal-saines ont infecté des enfans sains, & combien de fois des nourrissons infectés ont communiqué à des nourrices innocentes un virus héréditaire & meurtrier ! Les maladies vénériennes ne se montrent pas toujours à découvert : on en porte souvent le germe caché ; il roule, il circule avec les humeurs qu'il déprave sourdement. Il ne s'annonce pas toujours par des symptômes apparens : il en impose quelquefois, & se montre sous l'aspect d'autres maladies, avec lesquelles il se complique, & qui lui servent de masque. Un enfant retiré de la nourrice apporte à la maison paternelle ce poison caché : quelquefois on ne s'en doute pas, on n'ose le soupçonner ; & le mal fait des progrès, se répand, se communique & porte les plus grands coups. Combien d'enfans nés de parens sains & d'une conduite irréprochable, jouissant eux-mêmes de l'apparence de la plus belle santé, dépérissent à la nourrice, maigrissent, s'atrophient, deviennent écrouelleux, rachitiques ! &c. &c. Tous ces maux ne viennent certainement que du lait qu'ils ont teté. Les passions d'une nourrice influent sur la qualité de son lait ; elles le changent, elles le dénaturent. Le lait d'une femme en colère eſt un poiſon : celui d'une femme voluptueuſe, emportée dans ſa paſſion, eſt-il meilleur ? Ce lait vicié par quelque cauſe que ce ſoit, altéré, dégénéré, trop épais ou trop clair & trop ténu, trop acide ou trop alkalin, imprégné de miaſmes dangereux, &c. va changer totalement au phyſique & au moral un malheureux enfant digne d'un meilleur ſort. On eſt étonné de voir quelquefois les enfans de parens honnêtes & vertueux, réuniſſant toutes les qualités aimables du cœur & de l'eſprit ; on eſt, dis-je, étonné de leur voir montrer dès leurs premières années un fonds de baſſeſſe & de méchanceté, un caractère eſſentiellement vicieux. C'eſt de ſa nourrice que cet enfant a puiſé ces vices : il eût été honnête & bon, ſi ſa mère l'eût allaité ; il ne ſera qu'un ſcélérat, peut-être un jour l'opprobre de ſa famille. L'éducation la plus ſage ne le corrigera point ; elle eſt quelquefois inſuffiſante, inutile ; elle ne détruit point les premières impreſſions :

Quo ſemel eſt imbuta recens ſervabit odorem
Teſta diu.

Ce ſont là des vérités que l'expérience confirme de jour en jour ; puiſſent-elles ſe repandre & ſe faire ſentir ! puiſſent les mères de famille, pour leur propre bonheur, pour celui de leurs enfans & pour le bien général de la ſociété, ſecouer enfin le joug des préjugés, devenir moins frivoles, plus attachées à leurs devoirs, & plus dociles à la voix de la nature qui les invite ! Je finis cet écrit, en leur adreſſant ces paroles ſi touchantes de l'Auteur ſi célèbre de l'*Education :*

» Puiſſe le nombre des mères vertueuſes qui » allaitent leurs enfans augmenter par l'attrait » des biens deſtinés à celles qui ſe livrent à un » devoir ſi doux ! Fondé ſur des conſéquences » que donne le plus ſimple raiſonnement, & ſur » des obſervations que je n'ai jamais vu démen» ties, j'oſe promettre à ces dignes mères un » attachement ſolide & conſtant de la part de » leurs maris, une tendreſſe vraiment filiale de » la part de leurs enfans, l'eſtime & le reſpect » du public, d'heureuſes couches ſans accidens » & ſans ſuites, une ſanté ferme & vigoureuſe ; » enfin le plaiſir de ſe voir un jour imiter par » leurs filles, & citer en exemple à celles d'au» trui. »

FIN.

www.ingramcontent.com/pod-product-compliance
Ingram Content Group UK Ltd.
Pitfield, Milton Keynes, MK11 3LW, UK
UKHW020422180726
13839UKWH00003B/1363

9 782329 606842